T⁴¹
348

PREMIÈRE APPLICATION A PARIS EN 1883

DE

L'ASSAINISSEMENT

SUIVANT LE

SYSTÈME WARING

PAR

ERNEST PONTZEN

INGÉNIEUR CIVIL

PRIX : 2 FR. 50 C.

PARIS

LIBRAIRIE POLYTECHNIQUE

BAUDRY ET Cie, LIBRAIRES-ÉDITEURS

15, RUE DES SAINTS-PÈRES, 15

LIÈGE, rue Lambert-Lebègue, 19

1884

PREMIÈRE APPLICATION A PARIS EN 1883

DE

L'ASSAINISSEMENT

SUIVANT LE

SYSTÈME WARING

PREMIÈRE APPLICATION A PARIS EN 1883

DE

L'ASSAINISSEMENT

SUIVANT LE

SYSTÈME WARING

PAR

ERNEST PONTZEN

INGÉNIEUR CIVIL

PARIS
LIBRAIRIE POLYTECHNIQUE
BAUDRY ET Cie, LIBRAIRES-ÉDITEURS
15, RUE DES SAINTS-PÈRES, 15
LIÈGE, rue Lambert-Lebègue, 19

1884

PREMIÈRE APPLICATION A PARIS EN 1883

DE

L'ASSAINISSEMENT

SUIVANT LE

SYSTÈME WARING

GÉNÉRALITÉS.

La question de l'éloignement des matières fécales joue un rôle très important dans l'assainissement des villes et son importance augmente avec l'extension des centres de population. C'est de la solution plus ou moins satisfaisante de ce problème que dépend principalement la salubrité d'une ville.

Autrefois, on faisait arriver ces matières dans des fosses creusées dans le sol à proximité des habitations. Une partie des matières introduites s'infiltrait dans le sol, le restant était enlevé lorsque la fosse se trouvait remplie.

Chaque fosse infectait, par ses émanations, l'air et, ce qui était pire encore, les liquides qui s'infiltraient dans le sol empoisonnaient les puits.

Ce fut un grand progrès lorsqu'on commença par rendre les fosses étanches et par les couvrir. Mais l'obturation hermétique eût causé l'accumulation de gaz asphyxiants et inflammables, il fallut donc établir des cheminées d'aération ; de même les tassements et la difficulté de vérification aidant, laissaient en général subsister des fuites vers le sol. En somme, même les fosses perfectionnées ne laissaient pas d'empoisonner le sol et l'air des produits de fermentation putride des matières excrémentitielles accumulées longtemps avant d'être enlevées, à proximité des habitations. De plus, l'enlèvement de ces matières et leur transport hors du rayon habité est une opération des plus répugnantes qui, malgré tous les soins qu'on peut y mettre et malgré l'emploi des procédés perfectionnés, ne peut pas se faire sans incommoder les habitants.

L'utilisation du vide, fait dans un récipient que l'on amène près des fosses à vider, pour aspirer les matières contenues dans les fosses, mérite tout particulièrement d'être citée parmi les procédés de vidange perfectionnés.

Tant pour parer à la difficulté de contrôler l'étanchéité des fosses fixes que pour faciliter l'enlèvement du contenu, on substitua souvent à ces fosses des tonneaux que l'on remplaça, lorsqu'ils étaient pleins, par d'autres. L'opération du renouvellement de ces fosses mobiles présente toutefois l'inconvénient de ne pouvoir se faire sans répandre des odeurs. Aussi le procédé pneumatique a-t-il souvent été employé pour vider les fosses mobiles.

Les fosses mobiles ont cela de commun avec les fosses fixes, qu'on a intérêt à limiter au minimum la quantité d'eau employée au nettoyage des cabinets, tant pour ne pas augmenter les frais d'enlèvement du contenu que pour ne pas réduire la période pour laquelle la capacité des récipients fixes ou mobiles doivent pouvoir suffire.

Quant aux eaux ménagères, on ne les admet pas plus dans les fosses fixes que dans les fosses mobiles, quoique, en raison de la grande quantité de matières azotées qu'elles contiennent, ces eaux très sujettes à entrer en putréfaction et à développer de très mauvaises odeurs, devraient être considérées et traitées comme les vidanges.

Les matières excrémentitielles étant introduites dans des fosses, les égouts ne servent qu'à recevoir les eaux pluviales, les eaux de lavage des rues et les eaux ménagères qui y arrivent par les ruisseaux vers lesquels on les écoule généralement.

La considération, que les eaux ménagères renfermant beaucoup de matières azotées étaient néanmoins admises dans tous les égouts, conduisit bientôt à restreindre aux matières fécales solides, dont on redoutait le dépôt, l'exclusion des égouts, tandis que les urines et les eaux ayant servi au lavage des cabinets, furent admises dans les égouts.

Beaucoup de fosses ont été transformées de façon à assurer la séparation des matières solides des liquides et tandis que ces premières sont retenues au fond des fosses fixes ou dans les fosses mobiles de construction particulière, dites tinettes filtrantes, les liquides s'écoulent vers l'égout.

Dès lors, le motif qui poussait à n'user que de très peu d'eau pour le curage des cabinets disparaissait, mais les matières solides continuaient à être conservées très longtemps dans l'intérieur des habitations et compromettaient ainsi leur salubrité. De plus, les liquides, en passant sur les matières solides, en délayent une grande partie et les entraînent dans l'égout.

Les matières excrémentitielles fraîches, mélangées d'eau, ne répandent pas d'odeur; il n'en est pas de même de celles qui ont séjourné quelque temps ; aussi les liquides qui s'échappent des appareils diviseurs pour arriver à l'égout, exhalent-ils, par suite de l'entraînement d'une partie des matières anciennes par lesquelles ils filtrent, des odeurs très fortes et malsaines qui ne se seraient pas fait sentir si toutes les matières, tant solides que liquides, avaient passé sans arrêt et séjournement.

Ce système de vidange bâtard est donc entaché des inconvénients du système des fosses et il aggrave ceux que l'on reproche à l'admission directe de toutes les matières fécales à l'égout.

L'admission de toutes les matières excrémentitielles à

l'égout, c'est-à-dire le *tout à l'égout*, prévoit l'arrivée directe et fraîche de toutes ces matières, tandis que le système diviseur n'introduit pas, il est vrai, toutes les matières solides, mais celles qui y arrivent, et c'est une assez forte proportion, n'y parviennent, ainsi que cela a été dit, qu'après avoir séjourné dans des appareils dans lesquels la fermentation s'est développée.

Ce que l'on redoute surtout de l'introduction de toutes les matières fécales à l'égout, c'est la formation à l'intérieur de l'égout de dépôts de matières putrescibles. L'égout se trouvant en communication directe avec les rues, celles-ci se trouveraient infectées par les émanations dont les foyers ne seraient supprimés que de temps en temps par les curages qui devront être faits périodiquement dans ces voies souterraines.

Si la formation de dépôts entrant en putréfaction et infectant les égouts n'avait lieu que dans le cas de l'admission des matières fécales solides, il est évident que ces matières ne devraient pas être introduites dans les égouts. Mais tel n'est pas le cas ; il est au contraire bien certain que tous les dépôts de sables ou d'autres substances qui se forment dans les égouts, recevant les eaux vannes filtrant à travers les appareils diviseurs et les eaux ménagères, seront imbibés de matières azotées présentant les mêmes conditions favorables à la pourriture et à la fermentation que les matières fécales solides.

Les égouts à faible pente, recevant peu d'eau et dans lesquels les détritus des chaussées sont amenés par les eaux de lavage des rues et par les pluies, sont exposés à être encombrés de tels dépôts.

Pour pouvoir introduire dans les égouts, sans inconvénients pour la salubrité publique, les matières excrémentitielles et les eaux ménagères, les égouts devront donc présenter des pentes suffisantes, ils devront recevoir de l'eau d'une façon rationnelle et en quantité abondante, l'entrée des sables devra être empêchée et les matières fécales devront arriver fraîches, et être entraînées avant qu'elles n'entrent en putréfaction.

L'admission du tout à l'égout se trouvant ainsi limitée par une série de conditions, il y a lieu de se demander si les avantages incontestables que présente l'évacuation immédiate et intégrale de toutes les déjections ne peuvent pas être souvent atteints d'une façon plus simple, dans des conditions moins restreintes et surtout avec moins de dépenses d'argent et d'eau.

DESCRIPTION DU SYSTÈME WARING.

C'est cette question que le colonel Geo.-E. Waring s'est posée lorsqu'il s'est trouvé, en 1879, appelé à résoudre le problème de l'assainissement de la ville de Memphis (État de Tennessee, Amérique).

Cette ville, qui en 1876 ne comptait que 40,000 habitants mais qui s'est considérablement développée depuis lors, est située sur la rive gauche du Mississipi, en aval de l'embouchure du Wolf-River.

L'état sanitaire de Memphis a été presque constamment très mauvais ; on y a compté 22 épidémies en 50 ans ; celle de la fièvre jaune y a fait en 1878 plus de 4 000 victimes et a conduit la plus grande partie des habitants à abandonner la ville. Il a même été question un moment de faire entièrement disparaître cette ville qui constituait un foyer de contagion menaçant pour toute la vallée du Mississipi.

C'est alors que M. Waring, ingénieur spécial pour les questions d'assainissement, après une visite minutieuse de toutes les maisons de la ville a arrêté pour l'assainissement de la ville de Memphis un programme complet.

Le système d'assainissement de M. Waring a été résumé

comme suit par M. Lavoinne, ingénieur en chef des ponts et chaussées, qui a le mérite d'avoir été le premier à le faire connaître dans les *Annales industrielles* :

1° Emploi pour la construction des égouts de conduites de faible diamètre, uniquement affectées à l'évacuation des eaux vannes et des matières fécales, à l'exclusion des eaux de pluie;

2° Ventilation obtenue dans les conduites et dans les branchements en communication avec les maisons particulières par un certain nombre de prises d'air et de cheminées d'appel s'élevant au-dessus des toits;

3° Communication directe de chaque branchement particulier avec la conduite, sans interposition d'aucun diaphragme ni aucune fermeture hydraulique;

4° Lavage journalier des conduites au moyen de chasses pour lesquelles on utilise l'eau accumulée dans des réservoirs placés à leur origine d'amont.

L'ensemble des travaux d'assainissement de Memphis avait d'abord été estimé à environ 15 millions de francs ; l'adoption du programme proposé par M. Waring permit la réduction des dépenses à environ 1 150 000 francs.

Les conduites posées à Memphis ont été formées de tuyaux en poterie vernissée à l'intérieur, ayant à leur origine et jusqu'à une longueur d'environ 900 mètres, 15 centimètres de diamètre, puis le diamètre augmente à 20 et à 25 centimètres et les collecteurs, faits également en poterie vitrifiée ou en fonte, ont de 30 à 50 centimètres de diamètre.

Le réseau total qui d'abord n'avait que 32 kilomètres de développement se trouve aujourd'hui porté à 68 kilomètres.

Les pentes des conduites élémentaires ne descendent en général pas au-dessous de 5 millimètres par mètre tandis qu'elles descendent à 1,7 mill. par mètre dans les collecteurs.

Les bassins de chasse ont en général environ 500 litres de capacité et ils fonctionnent automatiquement. Le réseau de

68 kilomètres est muni de 180 bassins de chasse, soit en moyenne un bassin tous les 375 mètres.

Les branchements particuliers ont 10 centimètres de diamètre ; on aurait pu ne leur donner que 6 centimètres de diamètre, car un branchement de cette dimension et desservant un hôtel renfermant environ 1 300 personnes a été reconnu suffisant.

Après trois ans de fonctionnement de l'assainissement suivant le système Waring dans la ville de Memphis, le conseil municipal et les ingénieurs de cette ville ont été d'accord sur le parfait service du système d'assainissement, grâce auquel l'état sanitaire de Memphis s'est sensiblement amélioré.

Il a été tout particulièrement relevé par les autorités municipales qu'il n'existait plus d'émanations infectes sortant des égouts.

Le retentissement du succès obtenu à Memphis a déjà conduit un certain nombre de villes des États-Unis à adopter le système Waring, et un plus grand nombre encore est sur le point d'en faire autant. Parmi ces premières on peut citer Omaha (Nebraska), Norfolk (Virginia), Kalamazoo (Michigan), Keene (New-Hampshire), Pittsfield (Massachusetts), Buffalo (New-York) et Birmingham (Alabama).

Les rapports dans lesquels les ingénieurs municipaux rendent compte du bon fonctionnement du système Waring mentionnent bien quelques rares cas d'obstruction de la conduite, résultant de l'introduction d'objets qui, par leur nature, n'auraient pas dû être projetés dans les conduites, tels que bâtons, gros pinceaux de maçons ou objets de vêtement ; mais jamais ces obstructions, qui du reste ont été faciles à supprimer, n'ont donné lieu à des inconvénients sérieux. Ainsi, à Memphis où, dans le courant de la première année de l'existence des conduites système Waring, on a constaté quelques cas d'obstruction résultant de l'introduction, probablement malveillante, de bâtons dans les conduites, la dépense pour l'enlèvement de ces obstacles n'a pas dépassé en moyenne 45 francs.

Pour le curage des conduites secondaires, les chasses périodiques ont toujours suffi et l'on n'a eu qu'à se louer de l'emploi des boules que l'on fait passer par les collecteurs pour assurer de temps en temps leur curage parfait ; moyen qui depuis des années rend les mêmes services à Paris pour le nettoyage des siphons passant à l'endroit du pont de l'Alma sous la Seine.

Baltimore, New-York et la Nouvelle-Orléans se sont mis également en rapport avec le colonel Waring et les études relatives à ces grandes villes sont vigoureusement poussées par lui.

PREMIÈRE APPLICATION DU SYSTÈME WARING A PARIS.

Après les succès obtenus aux États-Unis, M. Waring pensa qu'il pourrait tenter l'introduction de son système en Europe et c'est sur Paris qu'il porta tout d'abord des vues.

Nulle autre ville n'est en effet plus désireuse et plus préoccupée de l'amélioration des conditions de salubrité que celle de Paris, qui, par la grande variété qu'elle présente sous le rapport du relief du terrain, de la densité et de la richesse de la population et de la construction de ses égouts, peut être considérée comme une réunion d'un grand nombre de cités, présentant des caractères les plus variés.

Malgré les grandes dépenses faites jusqu'à ce jour pour l'assainissement de Paris et tout en reconnaissant les progrès faits depuis les dernières années, il est incontestable qu'il reste encore beaucoup à faire.

Aussi, par arrêté du 25 octobre 1882, le préfet de la Seine institua-t-il une commission technique de l'assainissement de Paris, dans laquelle figurent les hygiénistes, les ingénieurs et les médecins les plus distingués. Pour faciliter ses travaux, cette commission se partagea en quatre sous-commissions, et dans chacune d'elles se trouvent des membres du conseil municipal de Paris.

Les divers systèmes d'assainissement furent examinés par cette grande commission.

Après avoir entendu, le 10 janvier 1883, l'exposé du système Waring, la commission émit l'avis que ce système méritait d'être essayé à Paris, et le conseil municipal vota, dans sa séance du 28 juillet 1883, les fonds nécessaires pour que dans un quartier présentant des conditions très difficiles, l'essai pût être fait.

L'emplacement choisi, pour cette première application du système Waring, à Paris, se trouve dans le quartier du Marais.

Ainsi que l'indique son nom, c'est la partie basse de la ville qui, autrefois, en raison de sa configuration, présentait des eaux toujours stagnantes; mais sur laquelle, en dépit de cet état des choses, il s'est formé une agglomération de maisons.

Aujourd'hui, les rues étroites du quartier du Marais comptent au nombre des rues les plus populeuses et les plus fréquentées; mais, malgré l'existence d'égouts, — dont la construction est du reste très ancienne, — la salubrité dans ce quartier n'a pas cessé d'être déplorable.

Les égouts n'ont que de très faibles pentes, sont étroits et mal aérés. Des conduites d'eau et des fils télégraphiques encombrent la partie supérieure des égouts, au fond desquels les matières infectes séjournent et ne peuvent être éloignées que de temps à autres par les égoutiers, qui ne rencontrent sans doute pas souvent de besogne aussi répugnante que celle du curage des égouts de la rue Vieille-du-Temple et des rues qui y aboutissent.

A voir l'état dans lequel se trouve cet égout de la rue

Vieille-du-Temple qui, malgré sa pente insuffisante et le défaut de toute installation pour son lavage, reçoit, soit par l'intermédiaire des tinettes filtrantes, soit clandestinement sans cet intermédiaire, des quantités considérables de matières fécales et les eaux ménagères, d'autant plus impures que le volume d'eau distribuée aux habitants dans ce quartier à population très dense est faible ; on ne se croirait pas à peu de pas de distance de l'Hôtel de Ville qui renferme des installations très bien étudiées et à proximité de ces égouts à grandes sections à curage facile, qui font honneur à leurs constructeurs.

De part et d'autre de la rue Vieille-du-Temple se trouvent des écoles communales. Un groupe scolaire, comprenant une école de garçons, une école de filles et un asile pour petits enfants, se trouve dans la rue des Hospitalières-Saint-Gervais ; un autre groupe, comprenant une école de garçons, une école de filles et des ateliers scolaires est situé dans la rue des Quatre-Fils. Le premier de ces groupes scolaires reçoit environ 770 enfants, ce qui, avec le personnel des écoles, porte à environ 800 le nombre des personnes qu'il renferme ; dans le second qui, en dehors d'un nombre d'enfants presque aussi considérable, reçoit près de 150 apprentis, le nombre des personnes dépasse 900.

Jusqu'au moment où l'assainissement suivant le système Waring fut appliqué à ces deux groupes scolaires, les déjections étaient reçues dans des fosses fixes que l'on ne vidait que fort rarement. — Aussi l'air dans les cours où les enfants passent leurs récréations était-il souvent infecté, et en été les mouches et les moucherons abondaient dans ces locaux où les enfants passent, dès leur plus bas âge, une grande partie de la journée.

A l'angle la rue des Hospitalières-Saint-Gervais et de la rue du Marché des Blancs-Manteaux se trouvent des latrines publiques. Cet établissement, journellement fréquenté par

300 à 400 personnes, se trouvait dans un état déplorable ; les voisins et même les passants en étaient fort incommodés, et il fut décidé qu'il devait également être assaini suivant le système Waring.

TRAVAUX EXÉCUTÉS SOUS LA VOIE PUBLIQUE.

Pour desservir ces trois établissements communaux et pour pouvoir dans la suite assainir d'autres immeubles, on posa dans la rue Vieille-du-Temple une conduite en tuyaux en grès (Doulton), qui débouche dans le collecteur de la rue de Rivoli (Pl. I, fig. 1 et 2). De cette conduite principale partent deux conduites secondaires, l'une par la rue des Rosiers vers la rue des Hospitalières-Saint-Gervais, l'autre dans la rue des Quatre-Fils (Pl. II, fig. 1, 2, 4 et 5).

L'administration de la Ville de Paris étant, en principe, contraire à la pose des conduites dans le sol, à cause des dérangements qui peuvent résulter pour la circulation urbaine, tant de la pose que de tout remaniement ultérieur ; c'est à l'intérieur des égouts existants que les conduites devaient être logées.

Pour la fixation des conduites à l'intérieur des égouts, M. Waring choisit de préférence le moyen indiqué Pl. I, fig. 6, et Pl. II, fig. 7, où la conduite du système Waring est figurée en rouge ; cette disposition sur corbeaux n'a pas été admise d'une manière générale par le service des égouts. Dans le cas particulier, son autorisation à ce mode d'attache n'a été donnée que pour de très faibles longueurs, et il exigea, pour des motifs que nous ne croyons pas devoir discuter ici, que la conduite du système Waring fût logée, sur la majeure partie du parcours, dans l'épaisseur des maçonneries des égouts existants.

Ainsi que le montrent les figures 3, 4, 5 et 6 de la Planche I, une conduite d'eau de 25 centimètres de diamètre existe en toute longueur dans l'égout de la rue Vieille-du-Temple; elle repose sur des dés en maçonnerie, élevés sur la banquette.

Pour pouvoir loger la conduite des vidanges dans la maçonnerie, sans causer le moindre dérangement à cette grosse conduite d'eau, il a fallu démolir et refaire par sections de faible longueur une grande partie des maçonneries de meulière et ciment. Les parties refaites des maçonneries sont indiquées par des hachures rouges sur les profils en travers donnés aux Planches I et II. La réfection de la partie supérieure de l'égout sur une longueur d'environ 45 mètres entre les profils EF et GH (Pl. I) n'était pas commandée par la pose de la conduite; elle a dû avoir lieu à cause du mauvais état dans lequel a été trouvé en cet endroit l'ancienne voûte.

La même sujétion par rapport à la pose de la conduite était imposée dans la rue des Rosiers et dans celle des Hospitalières-Saint-Gervais, et ce n'est que pour le trajet dans la rue des Quatre-Fils que l'autorisation de poser la conduite dans le sol, sous le trottoir, a pu être obtenue.

A son embouchure dans le collecteur de la rue de Rivoli, le radier de l'égout de la rue Vieille-du-Temple est à la cote 31 mètres, c'est-à-dire qu'il se trouve à 1 mètre au-dessus du radier de la cunette du collecteur. En partant de ce point, les pentes de l'égout de la rue Vieille-du-Temple sont successivement, ainsi que le montre la fig. 1, Pl. I, de 2,2 ; 1,5 ; 2,8 et 1,1 millimètres par mètre. La pente moyenne de cet égout sur son parcours depuis la rue des Quatre-Fils jusqu'à son embouchure dans le collecteur de la rue de Rivoli, soit sur une longueur de 493 mètres est de 1,7 millimètre par mètre.

Le profil en long de la conduite spéciale des matières de vidange et des eaux ménagères devait répondre à deux conditions : au droit de la rue des Quatre-Fils, la conduite devait se trouver à une profondeur suffisante pour être à l'abri de la gelée ; à son embouchure dans l'égout de la rue de Rivoli, elle ne devait pas se trouver à un niveau inférieur à celui de la banquette, afin que les eaux de cet égout, souvent surélevées dans la cunette jusqu'au niveau des banquettes, ne viennent pas pénétrer dans la conduite et entraver l'écoulement.

La cote de l'axe de la conduite, près son embouchure dans la rue de Rivoli, est de 31 mètres 15 centimètres, et la pente de 3 millimètres règne sur presque toute la longueur de la rue Vieille-du-Temple. Dans la rue des Quatre-Fils, la conduite reste à 70 centimètres à 1 mètre 30 centimètres sous le niveau du trottoir, ses pentes y varient de 5,2 millimètres à 19,7 millimètres par mètre. Dans les rues des Hospitalières-Saint-Gervais et des Rosiers les pentes sont également supérieures à 3 millimètres.

L'égout de la rue Vieille-du-Temple reçoit sur le parcours de la conduite système Waring plusieurs égouts latéraux. Pour ne créer aucune gêne à la libre circulation vers ces égouts, il a fallu siphonner la conduite à l'endroit de chaque égout transversal. La fig. 1, Pl. I, montre les trois siphons faits à l'endroit de la rue Sainte-Croix-de-la-Bretonnerie, de la rue des Blancs-Manteaux et de la rue des Francs-Bourgeois.

Il importe, ainsi qu'il a été dit, que dans les conduites du système Waring il n'y ait pas d'air stagnant, mais que l'air puisse toujours circuler librement. Il est appelé par les cheminées de ventilation qui s'élèvent dans les maisons desservies au-dessus des combles ; il arrive dans la conduite par des ouvertures ou prises d'air ménagées de distance en distance dans la rue. Pour que la circulation d'air ne soit pas arrêtée par les siphons, on a raccordé par des siphons renversés, fixés contre l'intrados de l'égout transversal, la conduite se trouvant à l'amont et celle à l'aval de chaque siphon (Pl. II, fig. 8).

Afin d'empêcher l'introduction de l'air plus ou moins vicié du collecteur de la rue de Rivoli dans la conduite du système Waring, un siphon obturateur précède l'embouchure de la conduite dans l'égout en question. En amont de cet obturateur se trouve la première prise d'air. Une autre prise d'air a été établie à l'angle de la rue des Francs-Bourgeois elle a été rattachée au siphon renversé servant à assurer la libre circulation de l'air (Pl. II, fig 8).

Tant que les ventilateurs s'élevant de la conduite ne seront qu'au nombre de six, il n'y aura pas lieu d'augmenter le nombre des prises d'air.

Pour opérer les chasses, il a été établi des bassins de chasse système Field-Waring sous le niveau des trottoirs (Pl. IV, fig 1, 2 et 3). Il y en a un à l'extrémité amont de la conduite principale, dans la rue des Quatre-Fils; sa capacité est de 700 litres. Celui situé à l'extrémité amont de la branche de conduite passant par la rue des Rosiers se trouve dans la rue des Hospitalières-Saint-Gervais; il a une capacité de 425 litres. Pour assurer en tout temps le curage du siphon obturateur près la rue de Rivoli et pour agir avec puissance sur tout dépôt qui pourrait se former dans la cunette de l'égout collecteur, on a installé un bassin de chasse de 425 litres à proximité de l'embouchure, c'est-à-dire dans la rue du Roi-de-Sicile, à l'angle de la rue Vieille-du-Temple.

En dehors de ces trois bassins de chasse, ayant ensemble une capacité de 1 550 litres, on a cru devoir placer, par surcroît de précaution, des bassins de chasse intermédiaires dans la rue Vieille-du-Temple, dans laquelle pour le moment la conduite ne se trouve pas encore reliée à des immeubles.

Sur les quatre bassins intermédiaires établis dès le début, il a déjà été constaté que deux pouvaient être supprimés et il ne reste donc que le bassin à l'angle de la rue des Blancs-Manteaux et celui se trouvant devant l'Imprimerie nationale : le premier de 460 litres, le second de 425 litres, qui fonctionnent, comme les trois bassins de chasse susdits, trois fois en 24 heures.

Le volume total d'eau pour le lavage des conduites posées

en rue est donc de $7^{mc},3$ en 24 heures, et il est fourni par cinq bassins de chasse se déversant trois fois par jour.

Plus il y aura de maisons déversant leurs eaux ménagères dans la conduite du système Waring, plus on pourra réduire le volume d'eau utilisée au moyen des bassins de chasse pour le lavage de la conduite; car les eaux ménagères, tout en devant être assimilées sous le rapport de l'intérêt qu'il y a à les éloigner le plus vite possible des habitations, aux vidanges, en diffèrent au point de vue de leur écoulement par les tuyaux en ce qu'elles ne contiennent pas de corps solides et qu'elles contribuent à faciliter l'entrainement de ceux qui arrivent par les cabinets dans les conduites.

La réduction du volume d'eau employé pour le lavage des conduites peut se faire, soit en augmentant la distance entre les bassins de chasse, soit en espaçant davantage les déversements automatiques. — Les bassins de chasse, système Field-Waring (Pl. IV, fig. 1, 2, 3, 4, 5 et 6) donnent à ce sujet toute latitude, car, grâce aux perfectionnements apportés par M. Waring à la construction des bassins de chasse, l'amorcement de ces appareils se fait même avec des additions d'eau minimes, permettant de réduire, pour des bassins pareils à ceux qui ont été posés dans les rues assainies par le système Waring, à un ou deux le nombre des déversements automatiques par 24 heures.

Par suite de l'exclusion des eaux de pluie, le régime de l'écoulement dans les conduites du système Waring est aussi uniforme que le comportent les habitudes des habitants.

Les quantités d'eau varient nécessairement suivant les heures de la journée dans une certaine limite; mais, d'un jour à l'autre et aux mêmes heures, le débit reste presque invariable. C'est ce qui permet de réduire à un très faible diamètre les conduites et de créer ainsi les conditions favorables à l'entrainement rapide des corps solides avec une très faible dépense d'eau et de faibles pentes.

DISPOSITIONS A L'INTÉRIEUR DES MAISONS.

Ainsi qu'il a déjà été dit, le seul inconvénient qui peut être redouté de l'emploi du système Waring en raison du faible diamètre des conduites, c'est leur obstruction par l'introduction de corps étrangers dépassant une certaine dimension. Il est vrai que des regards ménagés de distance en distance dans la conduite facilitent la recherche et l'enlèvement des objets ayant causé un engorgement, mais l'expérience acquise à Memphis a démontré à M. Waring qu'il était préférable de prévenir d'une façon absolue la possibilité de toute obstruction des conduites, en plaçant un appareil bien simple sous chaque cuvette. Cet appareil établit à la fois une fermeture hydraulique qui empêche la communication de l'air de la conduite avec l'intérieur des cabinets, et arrête par un étranglement et une courbure bien étudiés tout objet pouvant donner lieu à des inconvénients dans la conduite. Ce siphon obturateur système Waring (Pl. IV, fig. 6, 7 et 8) est une pièce en fonte qu'il suffit d'intercaler entre la cuvette et le tuyau de chute, pour que, quel que grand que soit le diamètre de ce dernier, tout danger d'engorgement des conduites du système Waring soit écarté.

Les tuyaux de chute de 10 centimètres de diamètre suffisent pour les maisons raccordées à une canalisation système Waring ; mais des tuyaux de chute existants, ayant une section beaucoup plus grande, peuvent être conservés, en les raccordant convenablement avec les conduites en tuyaux de grès de 10 centimètres de diamètre, qui constituent les branchements particuliers.

Les conduites partant des éviers, des cabinets de bains, des urinoirs, ou des trappes pour déversement des eaux ménagères doivent, d'après M. Waring, toutes déboucher directement dans les branchements ou, ce qui est préférable, dans les tuyaux de chute. Ces conduites sont de très faible diamètre et il suffit pour elles de les infléchir en siphon à courbure raide, pour assurer à la fois la fermeture hydraulique et l'arrêt de tout objet ne devant pas pénétrer dans la canalisation du système Waring.

Dans les établissements publics, où, comme dans les écoles, les hôpitaux, les casernes, etc, les cabinets se trouvent généralement réunis par groupes et où l'on ne peut pas compter sur les soins apportés par les personnes qui se servent des cabinets pour faire arriver, avant qu'elles ne quittent les lieux, de l'eau de lavage dans les cuvettes, il est utile de placer des bassins de chasse (1), qui, en se déversant automatiquement de temps en temps, rincent simultanément toutes les cuvettes.

Cette disposition a été adoptée dans les établissements communaux reliés jusqu'ici à la conduite système Waring, à Paris (Pl. III, fig. 1, 2, 3, 4 et 5, et pl. IV, fig. 6).

La capacité de ces bassins de chasse établis à l'intérieur des maisons dépend du nombre de cabinets qu'ils desservent. La fréquence des déversements automatiques est réglée à volonté et suivant les besoins. Dans les écoles on a admis 8 à 10 litres d'eau par chasse et par cabinet, et les chasses se font, de jour, toutes les 15 à 30 minutes, et de nuit toutes les deux heures environ.

L'application du système Waring, dont il vient d'être parlé, devant servir d'essai, en vue d'une application sur une grande échelle, des compteurs d'eau ont été installés près de chaque bassin de chasse pour connaître exactement la consommation d'eau. Il va de soi que dans la suite on se dispensera de faire ces installations de contrôle.

(1) L'exécution des bassins de chasse et des obturateurs système Waring a été confiée à la maison Guinier, à Paris ; elle fabrique aussi des appareils système Waring, dits Dececo, qui réunissent en une seule pièce en faïence l'obturateur, la cuvette et un siphon effectuant des chasses puissantes.

CONCLUSIONS.

La première application de l'assainissement suivant le système Waring, faite à Paris en 1883, dans un quartier réunissant toutes les conditions défavorables, a eu un succès complet.

Les établissements assainis d'après le système Waring ne laissent plus rien à désirer sous le rapport de la salubrité, et l'ensemble de la canalisation n'a pas donné lieu, depuis les cinq mois qu'il fonctionne, à la moindre plainte. — Les cabinets ne répandent plus d'odeurs, dans les cours on ne se doute plus de leur existence, les conduites n'ont jamais nécessité un curage spécial, aucun dépôt ne s'est formé dans le collecteur de la rue de Rivoli à l'endroit de l'embouchure de la conduite et l'air dans la conduite, toujours renouvelé et ne passant que sur des matières fraîches, rapidement entraînées par le courant d'eau, n'a aucune odeur.

L'administration de la Ville et les membres du Conseil municipal plus particulièrement occupés de la question de l'assainissement de la ville de Paris ont suivi avec intérêt l'essai, et il est permis de dire que les bons services rendus par l'ensemble des dispositions importées par M. Waring ont pour une large part contribué à amener le Conseil municipal à décider, dans sa séance du 11 avril 1884, que l'enquête qui sera incessamment ouverte et qui est le prélude d'une décision définitive au sujet du mode d'assainissement de Paris, portera à la fois sur la projection directe des vidanges à l'égout et sur l'évacuation par leur projection directe dans une conduite spéciale.

Il paraît certain qu'à bref délai la suppression des fosses fixes et mobiles, tant de celles recevant et conservant toutes les matières excrémentitielles que de celles qui opèrent une division et qui sont sensées retenir toutes les matières solides.

sera décrétée, et que l'éloignement immédiat de toutes les matières excrémentitielles et des eaux ménagères devra se faire en les envoyant hors de la ville.

Ces matières seront envoyées *à l'égout* là où les conditions des égouts le permettront ; elles passeront *par l'égout*, c'est-à-dire par des conduites spéciales, logées, autant que faire se pourra, à l'intérieur des égouts, là où leur projection à l'égout ne paraîtra pas admissible ; sauf à être déversées à l'égout dès que l'on atteindra un égout remplissant les conditions voulues pour assurer l'entraînement rapide et complet du produit de ces affluents.

C'est là un des grands avantages de la canalisation système Waring, qu'elle peut aussi bien être établie par tronçons isolés, constituant des auxiliaires et compléments économiques du grand réseau d'égouts aptes à recevoir les vidanges fraîches et les eaux ménagères, qu'elle peut à elle seule être étendue pour assainir d'une façon complète des quartiers ou des villes entières.

Quelle que soit l'extension d'un réseau de canalisation suivant le système Waring, il conserve, par suite de l'exclusion des eaux pluviales, le grand avantage de n'exiger que des conduites de faible diamètre et de faible pente, dans lesquelles le régime de l'écoulement ne subit que de légères variations et pour le curage desquelles des quantités relativement restreintes d'eau suffisent.

L'établissement et l'entretien d'une canalisation suivant le système Waring présentent donc toujours l'avantage d'être économiques.

Paris, mai 1881.

Paris. — Typ. Georges Chamerot, 19, rue des Saints-Pères. — 16161.

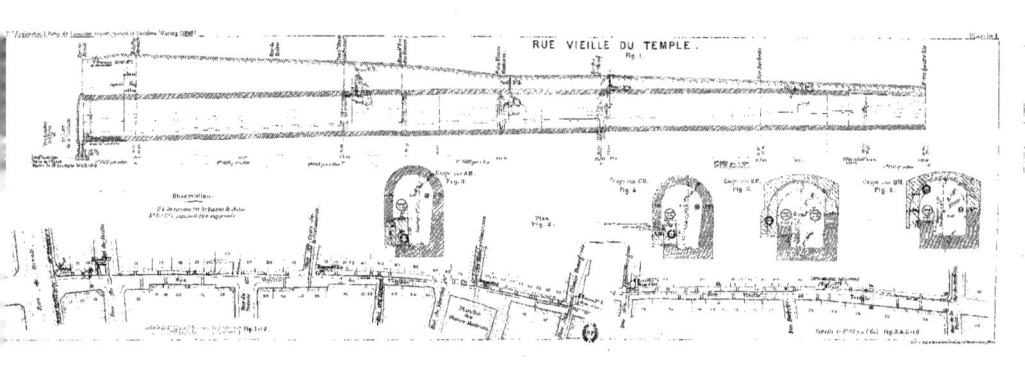

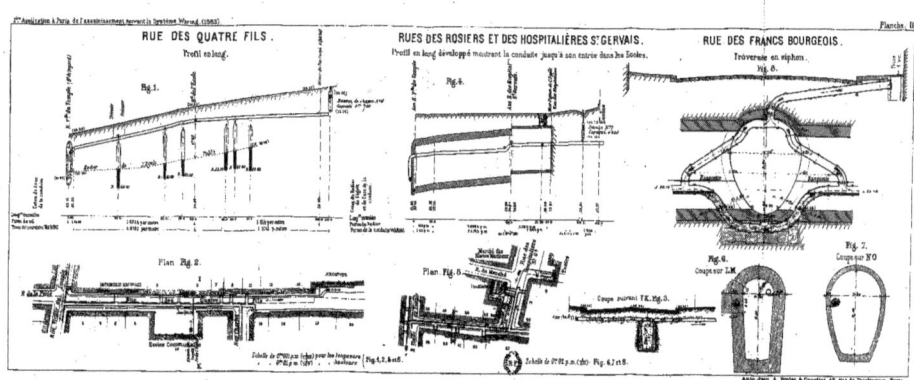

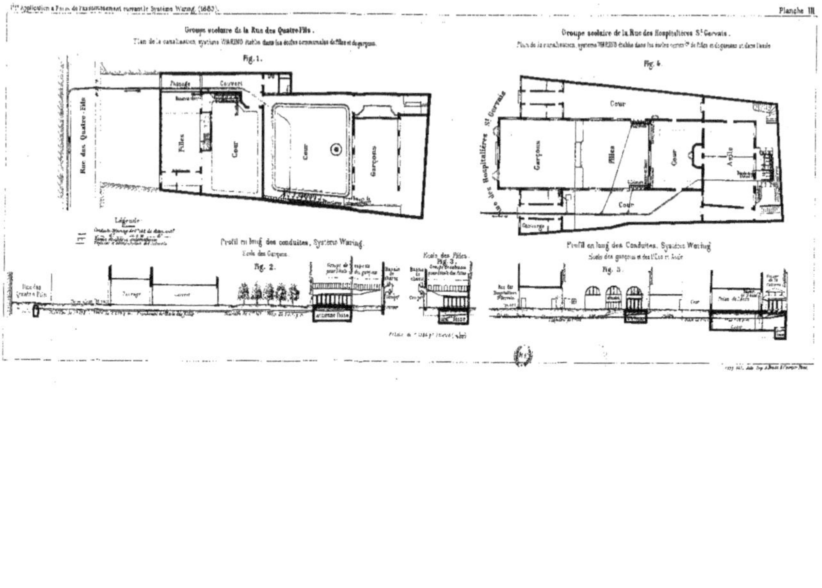

Groupe scolaire de la Rue des Quatre-Fils.

Plan de la canalisation, système Waring établie dans les écoles communales de filles et de garçons.

Fig. 1.

Groupe scolaire de la Rue des Hospitalières St Gervais.

Plan de la canalisation, système Waring établie dans les écoles communales de filles, du dispensaire et dans l'asile.

Fig. 4.

Profil en long des conduites, Système Waring.
École des Garçons.
Fig. 2.

École des Filles.
Fig. 3.

Profil en long des Conduites, Système Waring.
École des garçons et des filles et Asile.

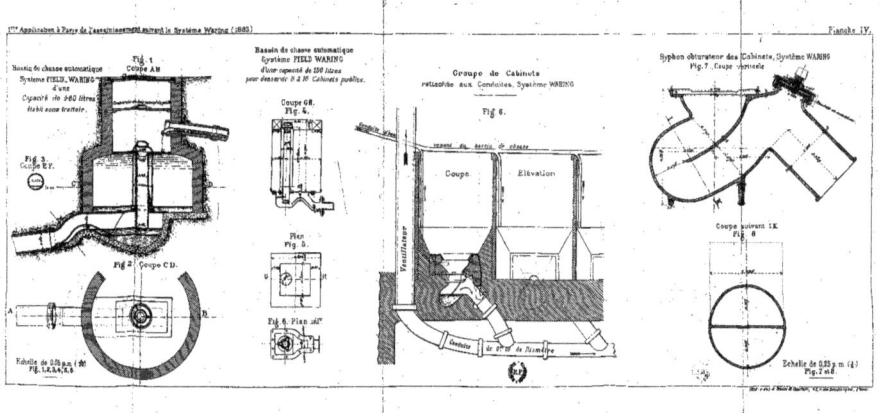

LIBRAIRIE POLYTECHNIQUE BAUDRY ET Cie, ÉDITEURS
PARIS, 15, rue des Saints-Pères. | LIÈGE, rue Lambert-Lebègue, 19

NOUVELLES ANNALES
DE
LA CONSTRUCTION
Fondées par OPPERMANN

12 livraisons par an, formant un beau volume de **50 à 60** planches
et **200** colonnes de texte

PRIX DE L'ABONNEMENT
PARIS, **15** fr.; DÉPARTEMENTS, **18** fr.; UNION POSTALE, **20** fr.
Prix de l'année parue, cartonnée. . . . **20** fr.

PORTEFEUILLE ÉCONOMIQUE
DES MACHINES
Fondé par OPPERMANN

12 livraisons par an, formant un beau volume de **50 à 60** planches
et **200** colonnes de texte

PRIX DE L'ABONNEMENT
PARIS, **15** fr.; DÉPARTEMENTS, **18** fr.; UNION POSTALE, **20** fr.
Prix de l'année parue, cartonnée. . . . **20** fr.

AGENDA-OPPERMANN
POUR L'ANNÉE COURANTE

Élégant carnet de poche contenant, outre les feuillets de l'Agenda
proprement dit, un recueil de chiffres
et de documents techniques d'un usage journalier.

PRIX :
3 francs reliure ordinaire en percaline; **5** francs reliure en cuir, tranches dorées.
25 *centimes en plus pour être reçu par la poste.*

Paris. — Typ. G. Chamerot, 19, rue des Saints-Pères — 16161.

www.ingramcontent.com/pod-product-compliance
Lightning Source LLC
Chambersburg PA
CBHW060526050426
42451CB00009B/1179